Laure Goldbright

I0102969

Testimonio
Sobre los Beneficios de la Higiene Intestinal

Cómo He Recuperado Un Vientre Plano, La
Cintura Afilada, La Calma, Un Sueño
Descansado, Una Bonita Piel Y La Forma
Gracias A La Higiene Intestinal

Buenos Books America
www.buenosbooks.us

© Autora: Laure Goldbright,

lauregoldbright@free.fr

http://lauregoldbright.buenosbooks.fr

© Traductora: Silvana Savini,

silvana.savini@gmail.com

Traducido del francés al español mexicano por Silvana Savini. Título original: *Témoignage sur les bienfaits de l'hygiène intestinale*.

Publicado por: Buenos Books America

Versión electronica: ISBN 978-1-932848-68-7
Versión impresa: ISBN 978-1-963580-13-6

Primera edición

Buenos Books America

http://www.buenosbooks.us

order@buenosbooks.us

ÍNDICE DE TEMAS

3

«Los hombres llegarán a un estado de tal degradación que se aprovecharán de sus sufrimientos o de la pérdida de su verdadera riqueza, la salud.»

Leonardo da Vinci, Los Códices

«La naturaleza, por sí misma, cuando la dejamos hacer, se libra poco a poco del desorden en que ha caído. Son nuestra impaciencia e inquietud las que lo malogran todo, casi todos los hombres mueren de sus remedios, no de sus enfermedades. »

Molière, El enfermo imaginario

TESTIMONIO

Cuando andaba por los cuarenta, habiendo tenido la suerte de gozar de una salud casi perfecta, empecé a sufrir unas crisis de aerofagia. Eran crisis importantes que me sacudían de mi sueño hacia las tres de la mañana. En esos momentos, mi estómago me dolía y se hinchaba como el de una mujer en estado avanzado. La crisis de aerofagia duraba algunas horas, el tiempo de evacuar el gas por arriba y por abajo ayudándome de auto masajes, tras lo que me volvía a dormir al alba, un par de horas antes de despertarme para ir a trabajar.

Inútil decir lo agotada que estaba con esas crisis que me despertaban cada noche. Sin contar que esos desarreglos del sistema digestivo me provocaban también horribles pesadillas recurrentes llenas de escenas violentas y sangrantes. Esas horribles películas que me montaba durmiendo no tenían nada que envidiar a las películas de horror que nos sirven en la televisión o en el cine. En esa época soñaba también con otro tema recurrente del que hablaré más adelante hacia el final del libro, ya que tras mis investigaciones he descubierto que ese tema es muy frecuente entre las personas con intestinos obstruidos. Gracias a nuestros sueños, tenemos una posibilidad más de escuchar nuestro cuerpo y entender de forma inconsciente que algo no funciona, antes de que sea catastrófico.

Cuando mis problemas de salud empezaron, no entendía qué me pasaba. ¿Por qué esas crisis de aerofagia? ¿Cómo es que mi estómago podía inflarse tanto cada noche hacia las tres de la madrugada, tanto si había cenado como si no? Mi primer reflejo fue ir a consultar al médico, quien me dijo que los pequeños problemas de aerofagia no son verdaderamente graves, que se debían simplemente a acidez gástrica y que un medicamento normalmente prescrito resolvería el problema fácilmente. Me prescribió entonces el medicamento milagro, el mismo que toman casi todos los que padecen acidez gástrica. El médico no investigó por qué a ese punto de mi vida mi cuerpo se había desequilibrado y no me dio ninguna información sobre cómo podía volver a encontrar el equilibrio perdido. Obviamente le molestaba que hiciera todas esas preguntas a las que no podía darme respuesta.

Para mi, esas crisis eran graves porque interferían profundamente mi sueño. Yo sabía que tomar indefinidamente el medicamento prescrito para aliviar los síntomas, y seguir haciendo caso omiso de la llamada de socorro de mi cuerpo, me llevaría a una enfermedad grave, si no incurable. Descubrí también que no era la única en ese estado, que la aerofagia y las perturbaciones del sistema digestivo son moneda de cambio y que la gente convive con ello haciendo uso de laxantes, antiácidos, etc… que enriquecen a los laboratorios y no permiten que los consumidores de esos medicamentos vuelvan a recuperar jamás el funcionamiento normal de su sistema digestivo.

No quería conformarme con tomar un medicamento para luchar contra la aerofagia, que para mi no era más que un síntoma de un trastorno cuyas causas no comprendía. La medicina no podía hacer nada para mi caso al considerarlo benigno, por lo que no me quedaba más que arreglármelas sola para entender por qué de repente yo parecía padecer acidez gástrica y qué podía hacer para curarme. Jamás he creído en los «milagros» de la alopatía. He sido siempre consciente de que el alivio que la alopatía no da, se paga después «con intereses» a veces exorbitantes respecto al consuelo temporal obtenido. Tengo la sensación de que los medicamentos alopáticos están ahí para ayudarnos de vez en cuando, en caso de crisis, pero que debemos entender nosotros mismos por qué nuestro cuerpo se ha desequilibrado y enfermado, y qué debemos hacer para poner remedio. Todos somos responsables de nuestra propia salud y tenemos que contar con nosotros mismos para mantenernos en forma. Pienso que estamos absolutamente equivocados cuando pensamos que podemos saltarnos las reglas más elementares de la higiene de la vida corporal y física, y creer que un medicamento milagro podrá devolvernos el bienestar que hemos perdido viviendo así, a menudo contra natura.

Cuando mis crisis eran muy fuertes, a veces tomaba el antiácido prescrito por el médico. Limitaba voluntariamente el uso debido a los numerosos efectos secundarios de ese medicamento. Cuando podía, prefería aguantar las crisis de aerofagia antes que arriesgarme a pagar muy caro más tarde el pequeño alivio que me daba un antiácido alopático. Un poco más adelante, me puse a buscar alternativas a la medicina alopática, esto es, medios de aliviar mis males pero sin efectos secundarios.

Opté entonces por la acupuntura, que me permitía relajarme, tener un sueño más conciliador y a veces atenuar, aunque no siempre, mis repentinas crisis de aerofagia. Después de las sesiones de acupuntura, mi estómago que normalmente se enfriaba, volvía a templarse. Sentía que la energía volvía a circular en mi plexo solar y digería mejor, con el único efecto secundario de sobrecargar gravemente mi presupuesto, ya que la acupuntura no está incluida en la Seguridad Social ni en mi aseguradora. Iba una vez a la semana, pues el efecto de una sesión no me duraba entonces más que una semana. La acupuntura remplazaba significativamente el medicamento antiácido, pero al igual que la alopatía, no me curaba. Decidí después de algunos meses que podía probar con la homeopatía.

El médico homeópata que una amiga me había recomendado y que decidí consultar se empleó una buena hora en hablar conmigo, conocer mi caso y escucharme. ¡Fue muy agradable! Atribuyó mis molestias intestinales al estrés y me prescribió varios remedios diferentes con diluciones distintas para determinar probando cuáles serían en mi caso los remedios homeopáticos más eficaces. Después de varios ensayos infructuosos, finalmente la combinación de dos remedios homeopáticos funcionó muy bien y el alivió fue igual que el del medicamento alopático, aunque sin igualar los resultados de una sesión de acupuntura que había funcionado tan bien. Los remedios homeopáticos me permitían espaciar las sesiones de acupuntura, por lo que seguí a media vela durante algunos años con mis remedios homeopáticos y una sesión de acupuntura mensual. Dormía un poco mejor, tenía menos crisis de aerofagia que duraban menos. Pero seguía con sobrepeso, mi cintura una vez tan fina se había convertido e un recuerdo lejano a penas creíble. Mi piel había perdido su frescura, tenía grandes manchas oscuras en las mejillas y varios otros problemas de los que enumero una lista más exhaustiva más abajo.

Sentía que había entrado dentro de una espiral de desequilibrios físicos, de repentinas caídas en la depresión y cansancio, y la dependencia de la homeopatía y la acupuntura. Sentía que nadie (ni los médicos de familia, ni los homeópatas, ni los acupuntores consultados que habían hecho todo lo que podían dentro de su respectiva especialidad), había encontrado la causa de mis molestias, ni comprendido qué hacer para poder verdaderamente curarme. Yo misma, estando en mi cuerpo, y por tanto en primer plano para comprender qué no funcionaba, yo misma no lo conseguía, pero estaba determinada a salir de ese triste estado en que había caído más y más.

Quería entender por qué había llegado hasta ahí sin haber cambiando mi estilo de vida, al seguir haciendo deporte, comiendo productos de agricultura biológica y vivir lo más sano posible. Antes de encontrar la solución iban a pasar cinco años. Cinco años en los que mi salud no hizo más que declinar hasta el punto que decidí trabajar desde casa para poder descansar cuando lo necesitase. Otros malestares se fueron añadiendo a las crisis de aerofagia. Os voy a citar algunos:

-dolores lumbares

-aumento de peso sobre todo localizado en el estómago y en la cintura que de afilada a esa época «¡ya no existía!» (Si bien no hiciera excesos e hiciera deporte)

-problemas de circulación (tensión en las piernas, molestias detrás de las rodillas), pies y manos heladas

-indigestiones frecuentes acompañadas de vómitos

-mala cara

-estómago y abdomen hinchados

-aparición de amplias manchas marrones en las mejillas

- sequedad de ojos

-ruptura de vasos sanguíneos en los ojos

-tensiones en la parte posterior de los ojos y dolores en los ojos

-vista borrosa, disminución de la agudeza visual

-tinnitus (= zumbido en los oídos)

-disminución de la percepción del gusto de los alimentos y necesidad de comer platos más azucarados, más salados, más condimentados, etc...

-coloración amarillenta del blanco de los ojos

-nerviosismo a flor de piel

-insomnios o somnolencia

-pérdida de interés por la vida

-alternancia de diarrea y estreñimiento

-dolores articulares y esencialmente en las manos

-fatiga crónica

-pesadillas

-transpiración excesiva durante la noche, sobre todo en la parte superior del cuerpo

-frío repentino en todo el cuerpo antes de que se desencadene una crisis de aerofagia.

-tensiones premenstruales cada vez más fuertes con hinchazón y pesadez cada vez más insoportable en los senos, empezando en medio del ciclo y dejándome poco tiempo de recuperación

-fases de depresión y desánimo

-resfriados frecuentes

A pesar de todo eso, hacía todo lo posible para vivir bien a pesar de mis malestares. Empecé evitando en lo posible todo lo que me pudiese estresar o deprimir, puesto que para la mayoría de los médicos consultados el estrés parecía ser la causa de mis problemas de aerofagia. Para mantener la moral lo más alta posible y evitar una depresión que probablemente me habría llevado a la dependencia de antidepresivos, me esforcé por alejarme de las personas negativas, de no leer más que obras optimistas y constructivas o de humor. Fue por esa época que decidí deshacerme del televisor y dejar de leer los periódicos, puesto que estos medios estaban cargados de noticias deprimentes de las que era mejor que me abstuviera. Las podemos soportar si hace falta y sin sentirnos mal cuando todo va bien, pero cuando las cosas ya van mal, ¡nos hace más bien falta algo que nos anime! Me puse a buscar sitios de chistes y de vídeos divertidos. Y... me arrastraba como podía. En el trabajo también decidí hacerme autónoma para poder quedarme en casa, descansar cuando necesario, y ponerme cómoda en caso de crisis. En esa época pasaba mucho tiempo intentando encontrar soluciones (alternativas a la alopatía) y a curar todos los "pequeños" problemas de salud que empezaban a convertirse en una bola de nieve y absorber toda mi vitalidad.

Para la sequedad de ojos había leído en un libro de homeopatía en Inglaterra que ese problema se debía a la edad y que un remedio homeopático permitía eliminarlo. Lo probé, pero desafortunadamente no hizo ningún efecto. Un médico me prescribió baños oculares. Con la prescripción fui a la farmacia a por el frasco, sobre el que pude leer que esos baños contenían conservantes químicos. Una de mis amigas acababa de tener una alergia debido a un baño ocular alopático, por lo que opté por una solución más natural y evidentemente mucho más cara y no subvencionada por al Seguridad Social. Yo no quería arriesgarme a introducir conservantes en mis ojos, que ya no se encontraban muy bien. En una tienda de productos naturales encontré agua floral de arándano sin conservantes que funcionó muy bien. Cada vez que me iba de viaje, temía el aire seco de los aviones ante todo y de los TGV, por lo que me llevé conmigo mi neceser para poder hacer baños oculares y evitar la sensación desagradable de los ojos secos y rojos.

Para la disminución de la vista y la desagradable tensión en los ojos, fui a un curso de yoga para ojos que me alivió un poco. En cuanto al color amarillento en el blanco de los ojos, pensaba que se debía a la edad y como no dolía, era la última de mis preocupaciones. Me preocupaban mucho más esas enormes manchas marrones que me habían aparecido en la cara, debajo de las mejillas. En fin de cuentas, debo decir que cuando me miraba al espejo: ¡ya no me reconocía ni físicamente ni moralmente! A mi alrededor me decían a menudo que "había perdido mi chispa" y que se hacía raro verme con sobrepeso con todo el deporte que hacía y con el tipo de alimentación que llevaba.

Me documenté también por el problema de las manchas marrones y leí que podía despigmentar la piel con cremas ex profeso o incluso yendo a una clínica de cirugía estética para hacerme despigmentar la piel. Como esas cremas eran caras, no estaban desprovistas de efectos secundarios, y el resultado estaba lejos de estar garantizado, siquiera las probé. Resolví parcialmente el problema equipándome de sombrero para el sol y cremas de protección solar (naturales) para protegerme del sol, ya que después de lo que había leído en la prensa especializada, era lo que favorecía la aparición de esas inestéticas manchas parduscas.

Para mis problemas de tensión premenstrual, fui a ver a un homeópata. La prescripción a base de hormonas a dosis homeopáticas que me mandó me alivió rápidamente de gran parte de esas tensiones que venía aguantando desde hace algunos años y simplemente sentí no haber conocido a ese médico antes. (Pero los problemas volvieron a comenzar seis meses después y esta vez los remedios homeopáticos no tuvieron efecto.) Entonces consulté a un médico quien concluyó que mis problemas de tensión premenstrual se debían a conflictos no resueltos con mi madre, además de al estrés y a los nervios. Me prescribió unos calmantes. Los cuales por otra parte, me hacían mucha falta. Me había vuelto muy nerviosa y cada vez más fácilmente estresada.

Todo lo que tomaba para luchar contra todos los nuevos síntomas que me perturbaban no era más que una alternativa a falta de otra mejor. Así que mi problema de salud no quedaba resuelto. A pesar de que seguía un régimen alimentario estricto, mi estómago se estaba poniendo cada vez más grueso, se cubría de grasa y mi cintura fina de antes de los cuarenta no era más que un lejano recuerdo. Estaba desesperada e impotente ante mi aumento de peso. Los regimenes y el deporte no cambiaban nada. Tenía que resignarme a cambiar mi guardarropa en consecuencia; se acabaron los pantalones pitillo que ya no soportaba más y se acabaron los vestidos ajustados en los que ya no me sentía cómoda y ya no me valían. Como una crisis de aerofagia podía aparecer ya en cualquier momento, necesitaba ropa amplia donde me sintiera cómoda con mi estómago que ya era de "dimensiones muy variables" ¡y completamente imprevisible!

Cuando ya no podía más, fui incluso a consultar a curanderos, en vano.

Para entender qué es la digestión y cómo mejorarla: adquirí varios libros de medicina sobre el aparato digestivo y libros de dietética donde se explican las combinaciones alimenticias que hay que evitar para luchar contra la flatulencia. Probé también numerosas tisanas que no me hicieron mucho efecto. A pesar de todos esos consejos, esas tisanas y una dieta de las más estrictas, no conseguía salir de mis molestias digestivas. En cuanto comía algo, incluso el plato más ligero cocido al vapor, tenía la impresión de tener una piedra en el estómago. Nada que ver con la impresión de satisfacción y bienestar que es la sensación normal que se debe sentir después de una comida, tomada en buenas condiciones, cuando se tiene buena salud.

A pesar de todas mis preocupaciones, seguía haciendo deporte regularmente y comiendo lo mejor posible. A veces incluso me abstenía de comer un día entero y eso me aliviaba mucho, pero desgraciadamente el alivio era siempre efímero.

Iba a olvidar mencionar el carbón que me aconsejó una amiga, y que utilicé a menudo durante todos esos años. Ese carbón me ha aliviado durante las fuertes crisis de aerofagia. El carbón vegetal activado se vende en farmacias, normalmente en forma de cápsulas o sobres ¡que contiene también azúcar! (Como el carbón tiene un gusto neutro, mientras que el azúcar blanco no es bueno para el intestino.) Podemos conseguir unos envases de carbón vegetal en polvo y sin azúcar en las tiendas de productos biológicos. Al carbón vegetal se le considera un complemento alimentario y es absorbente. Presenta un gran interés en caso de aerofagia puesto que elimina el gas y sanea el intestino. Si tenemos que tomar medicamentos alopáticos, se desaconseja tomar carbón vegetal puesto que anula los efectos de los medicamentos, como también el de la píldora anticonceptiva.[1] En las tiendas de alimentación

_____

[1] Sobre el carbón vegetal, ver: M. Dogna. Artículo

17

natural, encontramos también combinaciones de arcilla y de plantas o de carbón y de plantas que ayudan a eliminar las flatulencias. Existen también todo tipo de tisanas ex profeso, así como mezclas de aceites esenciales. Por mi parte, yo he probado todo lo que he podido encontrar dentro de la gama de productos naturales.

A pesar de todo lo que hacía, según pasaban los años, mi estado no hacía más que empeorar. Me había convertido en la sombra de mi misma, ¡una gran sombra! Me arrastraba cansada y cada vez más incómoda con mi cuerpo. Mi estómago se había convertido para mi en un en una carga enorme que llevaba a mi pesar. Todos los libros que había leído sobre la digestión, todas las medicinas especializadas que había consultado durante todos esos años no me habían ayudado a entender por qué había llegado hasta allí y qué tenía que hacer para recuperar mi buena salud.

Cuando ya empezaba a desanimarme y a mentalizarme de que mi vida seguiría siempre así, como para tantas otras personas a partir de los cuarenta, empezando a engordar y a sentirse cansadas y sin vitalidad, tuve la suerte de encontrar

extraído de «Vérités Santé pratique» N° 72 - sábado 27 enero 2001 en el sitio:
http://bioventure.ouvaton.org/CHARBON.htm

en el salón Marjolaine[2], en el puesto de un comerciante de material para la germinación de semillas, un pequeño libro sobre la higiene intestinal, escrito por un médico francés.

En casa ya tenía toda una colección de libros de eruditos doctores, acupuntores, naturópatas, hipnotizadores, homeópatas, curanderos, masajistas, etc... Pero nunca había encontrado en la librería un libro sobre la higiene intestinal. Curiosa, compré ese pequeño libro que leí esa misma noche de vuelta a casa. Por fin, la suerte me había sonreído, y es que leyéndolo, por fin comprendí el origen de todos mis males de salud. Cambió mi vida. Sin ese libro, pienso que no habría podido estar aquí hoy 14 años más tarde, todavía viva, rejuvenecida y en plena forma para escribir este testimonio.[3]

Gracias a este libro, comprendí que para conservar un sistema digestivo en buena salud, basta mantener una buena higiene intestinal y que existen diversos métodos muy sencillos para

---

[2] Un salón dedicado al bienestar y a los productos naturales, que se abre todos los años en París el mes de noviembre.

[3] Más tarde en mi vida tuve la ocasión de encontrarme con este médico y agradecerle en persona por el libro que había escrito.

limpiarse el intestino, de los que os hablaré más adelante. Fue simplemente la obstrucción de mi colon lo que trastornaba el funcionamiento de mi cuerpo intoxicándolo cada vez más. Todos los malestares que se derivan de una mala higiene intestinal se curan con otros tantos remedios naturales o medicamentos alopáticos específicos, sin gran resultado, puesto que el problema de fondo y origen de todos esos desequilibrios sigue desatendido. Es suficiente por el contrario hacer una limpieza del colon para eliminar todos esos síntomas que son consecuencia lógica de un colon congestionado. Tener una buena higiene intestinal en realidad no es complicado y es accesible a cualquiera. Voy a hablar ahora de mi experiencia en las prácticas de higiene intestinal.

¿QUÉ ES LA HIGIENE INTESTINAL?

No voy ahora a dar un curso sobre el sistema digestivo. No es mi intención. Los médicos son especialistas en ese tema, pero a pesar de sus conocimientos y medicamentos sofisticados, no consiguen aliviar eficazmente a sus similares afligidos por «pequeños problemas» digestivos que a la larga se convierten en una bola de nieve y destrozan su salud. Ellos mismos padecen esos «pequeños problemas», puesto que generalmente no conocen la higiene intestinal ya que no la enseñan en la facultad de medicina.

Con todo, el libro sobre higiene intestinal que encontré en el salón Marjolaine era obra de un médico.

En ese libro, ese médico explica cómo funciona el sistema digestivo, cómo el intestino va obstruyéndose progresivamente y cómo, gracias a los lavados y la irrigación del colon, puede limpiarse. Presenta ejemplos de evacuaciones espectaculares obtenidas gracias a irrigaciones del colon. Los casos citados son verdaderamente impresionantes. Puede que sean verídicos, pero por mi parte, jamás he visto algo tan enorme salir de mi intestino. Una fina capa de heces compactas que tapizan todo el interior del colon son suficientes para interferir en el funcionamiento de todo el cuerpo. Lo que más me interesó del libro fue la lista de molestias que pueden derivarse del hecho de tener el colon congestionado. ¡Me vi reflejada! Entonces decidí, tras leer el libro, hacer una irrigación del colon, a pesar de que mi médico me lo contraindicaba por ser a su parecer una práctica peligrosa y sin lugar a dudas inútil.

No puedo reproducir aquí extractos de esa obra sobre la higiene intestinal debido a los derechos de autor. Sin embargo, he encontrado un libro sin derechos, publicado en 1936 por Victor Pauchet, médico francés, y titulado: *Le chemin du Bonheur* esto es *El camino hacia la felicidad*, en el que hay un pasaje muy interesante sobre lo que voy a comentar a continuación. En su época en Francia no había equipos para la irrigación del colon, por lo que no los menciona. Pero su libro sigue siendo actual ya que a través de su experiencia médica, nos explica cómo un colon obstruido puede afectar a la salud. Es de agradecer por su precioso testimonio. En su época todavía había médicos que se interesaban seriamente por el estreñimiento y sus consecuencias. Hoy en día ha cambiado, ya que casi todos creemos que basta con tomar un laxante para resolver ese «pequeño problema», mientras que los laxantes alopáticos o naturales no hacen más que agravarlo.

Leyendo esa obra sobre la higiene intestinal que había comprado en ese salón exclamé: «¡Por fin! ¡He entendido la causa de mis molestias! Y ¿cómo es que con todos los médicos que he consultado, a ninguno se le haya ocurrido proponerme una irrigación del colon?»

Me di cuenta entonces de que los pobres padecían la enfermedad, incluso más que yo, y no conseguían siquiera curarse a ellos mismos. Los médicos mismos se aquejan de los desórdenes corporales que se instalan progresivamente una vez que se ha perdido la limpieza intestinal. Se lo toman como una fatalidad debida a la edad y los sobrellevan como pueden. No se les ha enseñado en las facultades de medicina y a menudo les parece del todo excéntrico que varias enfermedades se puedan evitar (o prevenir) limpiando el intestino.[4]

Viendo la transformación y la mejoría excepcional de mi estado de salud, uno de mis médicos terminó por probar él mismo la irrigación intestinal para su bien. Me comentó más tarde que le pesaba que no le hubieran explicado la higiene intestinal en la facultad de medicina, y que además

_____

[4] Véase el artículo sobre la actitud general de los médicos sobre la irrigación del colon en:
http://charlatans.info/hydrotherapie-côlon.php

gracias a ese método, consiguió librarse de su gran problema de hipoglucemia que llevaba padeciendo varios años.

Voy a contar cómo fue mi primera irrigación del colon. Pero antes, voy a reproducir el pasaje tan interesante del libro del Dr Pauchet que he comentado más arriba:

EXPLICACIÓN DE UN MÉDICO SOBRE LAS CONSECUENCIAS DESASTROSAS DE LA OBSTRUCCIÓN DEL COLON

Doctor Victor Pauchet, *El camino hacia la felicidad*, páginas 51 a 59:

«¿Cuáles son las enfermedades y malestares ocasionados por el estreñimiento derecho?

El estreñimiento no causa problemas en tanto que quede a la izquierda, pero una vez que suba hasta el colon derecho, entonces aparecen fenómenos de intoxicación intestinal. Los siguientes:

a) Accidentes nerviosos. – Los sujetos afectados por intoxicación de origen intestinal están cansados, sin energía; algunos están perezosos, deprimidos; otros, por el contrario, exaltados; algunos soñolientos y otros insomnes e incapaces de conciliar un sueño restaurador. El esfuerzo intelectual y física les resulta insufrible.

Pensad en el estreñimiento en el lado derecho cuando las personas se quejan de cansancio, migrañas, neuralgias intercostales, ciáticas, dolores faciales, mamarios. La sangre cargada de venenos intestinales impregna los

25

nervios y alteran el funcionamiento del sistema nervioso.

Hace 10 años, me fue enviado un hombre con diagnóstico de tumor cerebral; los dolores de cabeza eran atroces, él reclamaba el taladro a cualquier precio; la radiografía del intestino mostraba estreñimiento derecho, que debía ser la causa de sus neuralgias. Se operó al enfermo contra el estreñimiento y sus dolores de cabeza desaparecieron.

La mayoría de sujetos con intoxicación intestinal están tristes y malhumorados; se levantan cansados, desanimados, y no conocen la alegría de vivir. La mayoría de las jóvenes no tienen interés por casarse, y si se casan, son esposas tristes, que hacen tristes a sus maridos, sea por su carácter amargado, sea por su cansancio constante. Señoras, no empujen a sus hijas al matrimonio tanto tiempo que su intestino se vacíe mal, si no serán infelices y sus maridos las abandonarán; ellas se aquejarán de migrañas, de cansancio, de fiebre ligera, permanecerán tumbadas sobre una "chaise longue" dos o tres días al mes, lo que exasperará tremendamente al consorte. Muy probablemente, esas jóvenes con un intestino conservador no tienen a bien el matrimonio; son los padres quienes las empujan hacia ese *camino; están equivocados.*

Todos los enfermos intoxicados tan crónicamente son catalogados como histéricos, nerviosos, neurasténicos, neurópatas; es un buen método para el médico y la familia descargar sobre el enfermo toda la responsabilidad de sus miserias. «Tú misma ves que son los nervios, le dice la madre a la hija...» «Tú misma ves que no estás enferma, le dice el marido enojado a su esposa desanimada...» Y decir que si las mamás hubiesen mandado hacer una radioscopia del aparato digestivo de sus hijas, ¡el diagnóstico lo explicaría y la hija se curaría! La felicidad de una familia bien merece una radiografía y un litro de parafina.

b) Problemas de la piel. – Los intoxicados intestinales tienen la piel oscurecida, sobretodo en los pliegues de inflexión de los miembros, en la base del cuello, en la cara posterior de los brazos. La piel parece sucia, mal lavada; el sudor huele mal. Se observa acné, crecen pelos donde no deben y faltan donde deberían estar. El cabello cae de forma precoz y, por el contrario, un duvet abundante crece en las mejillas, los antebrazos, la cara posterior de los brazos, hasta tal punto que algunas mujeres no desean llevar manga corta. Un gran número de enfermedades de la piel: eczemas, comezones

27

que no conocen otra causa.

La grasa del cuerpo se funde, los miembros se adelgazan, las formas y los contornos del cuerpo se vuelven angulosos; la piel demasiado hueca se marchita de forma precoz, lo que provoca la fealdad y la vejez prematuras.

c) Problemas digestivos. – Los intoxicados intestinales no disfrutan de la comida, como no disfrutan de vivir y de hacer; su lengua está blanca, su aliento fétido, la boca en mal estado y amarga; todos los «aperitivos» no surten efecto; las digestiones son lentas; las comidas pesan en el estómago. Los médicos citan nombres como dispepsia, apendicitis crónica y enteritis, envían a los enfermos a todas las estaciones termales, sin resultados. Van al ortopédico a que les confeccione una faja, unas paladitas, y el remedio para el estómago no mejora lo que tiene que mejorar.

d) Problemas de circulación. – Los intoxicados son unos frioleros; la nariz, las orejas, las manos, los pies están fríos. Los sabañones son frecuentes. Estos enfermos por decir anémicos o artríticos gustan del tiempo cálido, las altitudes altas y se encuentran mal viviendo al borde del mar, en estaciones frías: acusan a menudo de palpitaciones del corazón, la respiración es corta durante la marcha rápida.

e) Atrofia muscular. – El sistema muscular es débil; los músculos se ablandan y los sujetos quieren tumbarse; el dorso está encorvado; aparece la escoliosis en las niñas, los pies planos, la rodilla valga en los niños. La ptosis o caída de vísceras obliga a los enfermos a llevar un corset o faja.

f) Estado de los senos. – Cuando una mujer se aqueje de dolores o de tumores en el seno, piénsese en hacer una radioscopia al tubo digestivo. La mayoría de las veces, las lesiones del seno son de origen intestinal. Basta que el intestino se vacíe regularmente para que el seno vuelva a la normalidad. He constatado que, en el caso de mujeres con cáncer de seno, ocho de cada diez veces, había un retraso en la evacuación intestinal. Si se las hubiera avisado de ese detalle diez o quince años antes, no habría padecido nunca ni de tumor ni de cáncer.

g) Problemas glandulares. – Los venenos que lleva la sangre alteran las glándulas y especialmente los senos, la glándula tiroides, los ovarios, todas las endocrinas, etc. Un gran número de mujeres se ven forzadas durante el

29

periodo menstrual a permanecer acostadas durante algunos días u horas. Gran número de ellas no tienen hijos; otras se someten a operaciones que no mejoran su situación.

h) Problemas articulares. – A menudos los intoxicados intestinales padecen dolores articulares, reumatismos crónicos, deformaciones de las articulaciones. Gran número de niños curados en sanatorios de mar debido a tuberculosis osteoarticular, ganglios y articulaciones tienes el estreñimiento derecho y si este se hubiera suprimido, sus enfermedades simplemente no se habrían presentado.

d) Insuficiencia respiratoria. – La intoxicación intestinal suprime la necesidad y la energía de respirar a fondo. La insuficiencia respiratoria, a su vez, es nociva para el funcionamiento del intestino. La mayoría de sujetos aquejados de intoxicación intestinal tiene la tez pálida u oscurecida, la silueta estirada, el pecho encogido, la espalda curvada, la boca abierta; se les ha extirpado la adenoide, los cornetes, sin beneficio funcional alguno…

¿Cómo reconocer que un sujeto padece intoxicación intestinal?

Para reconocer ese frecuente estado, basta pensárselo; para confirmar esta hipótesis hay que: a) someter el sujeto a rayos X; b) hacer el examen bacteriológico de las heces. El número de intoxicados intestinales no reconocidos y etiquetados con diagnósticos de los más fantasiosos es considerable. Se les cura contra artritis, neurastenia, anemia, dispepsia, enteritis, salpingitis, metritis, esterilidad, etc…; los cirujanos les operan - sin resultados- de riñón móvil, apendicitis, desviación de la matriz, ovarios quísticos. Los ortopédicos les curan por deformación de la columna vertebral y pies planos; prueban todos los modelos de correas y fajas. Los dentistas les curan por supuración de encías.

Los otorrinolaringólogos les extirpan las amígdalas, la adenoide. Los especialistas en enfermedades de la piel curan las comezones, la caída del cabello, la exageración de pelo, el sudor maloliente, los sabañones. Los especialistas en el sistema nervioso les tratan las neurastenias, neuropatías, histeria, etc…

Estos enfermos desconocidos pueden encontrarse en todos los baños termales; en Vichy les curan el hígado y el estómago; en Luxeuil los problemas ováricos; en Châtel-Guyon y en Plombières, la enteritis y el estreñimiento; en Bourbon l'Archambault y en Dax, los dolores y los reumatismos; en Uriage, las enfermedades de la piel y de la garganta; en Divonne-les-Bains, se toman duchas; en Evian y en Vittel, se lavan los riñones; en la Bourboule o en Mont-Dore, intentan desinfectar sus bronquios. En Suiza, hacen la fortuna con las clínicas de adelgazamiento. Estos «envenenados» corren también, toda su vida, detrás de la salud, intentan todos los remedios ¡y mueren finalmente de tuberculosis, de arteriosclerosis o de cáncer!

¿Cómo sabe usted que toda esa gente infeliz de la vida lleva en el intestino la causa de sus miserias? Mediante los rayos X y el examen bacteriológico de las heces. «Pero, dirá usted, no me hacen falta los rayos X para saber si vacío mi intestino o no, desde el momento que voy regularmente...» Pues bien, se equivoca; la regularidad puede no ser más que aparente. Ponga un cubo bajo un grifo abierto; estará siempre lleno, aunque el agua se desborde constantemente. Sólo los rayos X hacen ver la realidad y hacen falta cuatro o cinco exámenes radioscópicos sucesivos (uno cada doce horas).

DESARROLLO DE UNA SESIÓN DE IRRIGACIÓN DEL COLON

Tras haber leído el libro sobre la higiene intestinal, tomé en seguida la decisión de ponerme en marcha y hacer una irrigación del colon, a pesar de la angustia de que me doliera. De hecho, pensaba que iba a ser muy desagradable y dolorosa. Y más pensando en lo que me había dicho mi médico que me había angustiado mucho.

Como no había conseguido encontrar en la guía telefónica las coordenadas del médico del que había leído el libro sobre la higiene intestinal, busqué otras referencias. Fue en la revista *Bio Contact* (revista gratuita que se encuentra en las tiendas de productos dietéticos) que vi el anuncio de personas que practican la irrigación del colon en París. Entonces no había muchos anuncios, los terapeutas que tenían el material para llevar a cabo las irrigaciones del colon eran escasos.

Llamé a algunos y elegí a una terapeuta que me pareció muy tranquila y muy dulce. En el momento en que la llamé estaba ocupada y me propuso volver a llamarme para tener más tiempo para hablar conmigo. Efectivamente me llamó, y pude exponerle mi caso. Ella me explicó el desarrollo de una sesión de irrigación del colon y la dieta que debía seguir la vigilia para prepararme.

Tomé cita para la primera irrigación del colon, que tuvo lugar a finales de noviembre de 2000. ¡Y sí! Por fin había encontrado lo que me hacía falta para ¡«salir de esta mierda»!

Antes de la primera sesión tuve que seguir una preparación que consistía en tomar semillas de lino la noche durante algunos días. Las semillas de lino pueden adquirirse en las boutiques de productos biológicos. Se echa una cucharada sopera de semillas en una taza con un poco de agua. Se deja reposar unas horas y se bebe el todo (las semillas y el mucílago que se forma alrededor) la noche al acostarse. Esto actúa como ligero laxante, empezando ya el proceso de limpieza del colon. El día antes de la irrigación, no debía comer más que verdura y fruta cocida, y nada el mismo día de la irrigación.

Tras la irrigación, la naturópata me aconsejó esperar algunas horas antes de comer un cuenco de arroz en blanco. (Posteriormente en mis viajes he visto que en otros países otros profesionales proponían preparaciones diferentes, y también retomas alimentarias diferentes. De hecho depende de cada uno encontrar lo que más le conviene. Hay también naturópatas que practican las irrigaciones sin pedir al paciente que se prepare.)

El día de la cita, llegué a la consulta de la persona con la que había contactado, una persona con formación en la irrigación del colon. Ella me recibió con mucha amabilidad primero en su despacho para explicarme como funciona el colon y cómo iba a desarrollarse la sesión de irrigación del colon. Observó mi estómago y mi cintura, y me dijo que me hacían falta tres irrigaciones, dejando pasar dos semanas entre una irrigación y otra, dado que estaba muy congestionada. Posteriormente, me bastarían una irrigación en otoño y otra en primavera.

En el despacho de esta persona había un gran póster que representaba el sistema digestivo. Lo miré con gran curiosidad, puesto que a diferencia de todos los demás que había visto en los libros sobre el tema, en este se indicaban las correspondencias entre las zonas del colon y las otras partes del cuerpo. Esto me permitía entender mejor por ejemplo, por qué tenía problemas en los ojos. Se debía a la obstrucción de la zona del intestino ciego. La naturópata me estuvo preguntando también sobre mi forma de comer y mi estilo de vida. Concluyó que comía y vivía de forma muy sana. En lo que concierne al funcionamiento del colon, me sabía ya todo de memoria, y mientras ella me hablaba, pensaba en todos los libros de medicina que había leído donde se explicaba el sistema digestivo por diestro y siniestro, pero ninguno (de los que yo había leído) hablaba de la irrigación del colon o de la higiene intestinal, lo que era verdaderamente una pena para todos.

Seguidamente pasé a la sala de curas, donde la naturópata me dejó un momento sola para que me instalara cómodamente. Me dio un par de calcetines bien calientes, pues es frecuente que los pies se enfríen cuando se hace una irrigación del colon. Me dio también una toalla para preservar mi intimidad. Cuando estuve lista, ella entró en la consulta y me explicó el funcionamiento del equipo de hidroterapia con el que iba a practicar la irrigación del colon y del que he hecho la foto de aquí abajo.

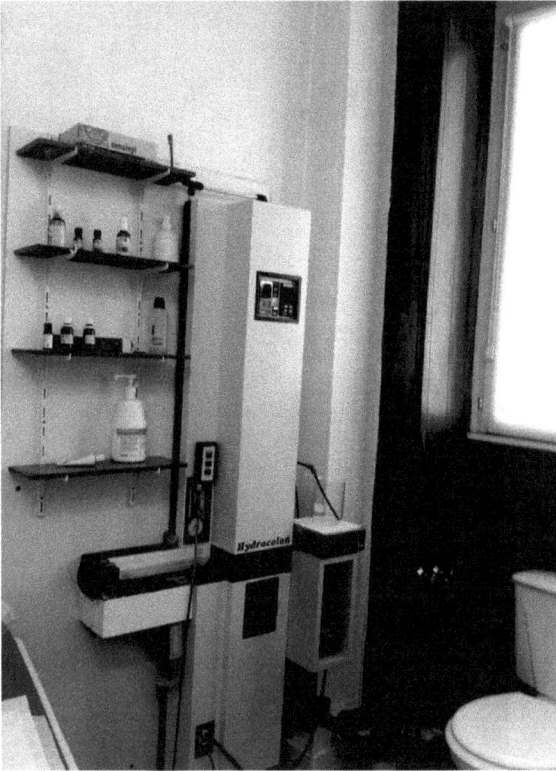

Sacó del embalaje sellado una cánula que me enseñó y un tubo. La cánula se fija al tubo, que a su vez se conecta al equipo de hidroterapia. Esto no se usa más que una vez, me comenta, y se tira una vez usado. En la punta de la cánula hay dos agujeros: uno sirve para inyectar el agua, el otro para aspirar el agua y la materia fecal.

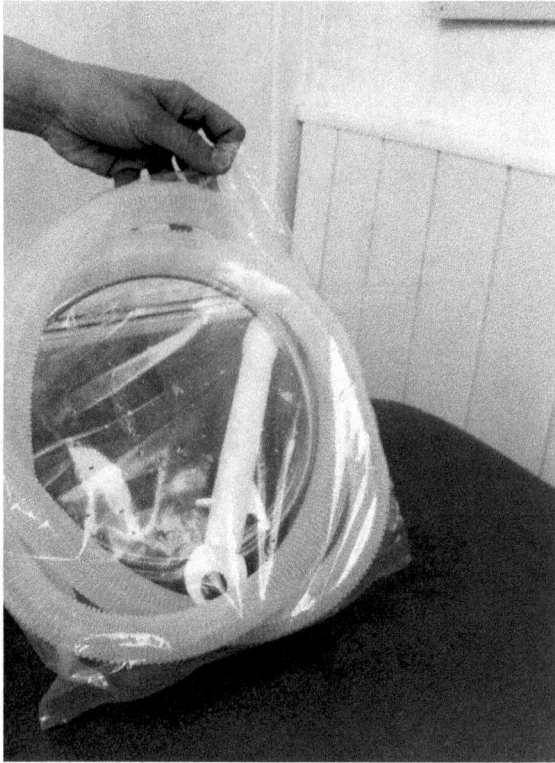

Esta cánula está conectada a un tubo que a su vez se engancha al equipo de hidroterapia, provisto de botones de regulación. La terapeuta puede regular la temperatura, la presión, etc... Esto varía en función de los modelos utilizados. Una parte de la tubería de varios centímetros, que pasa por la máquina, es transparente e iluminada. Esto permite que el terapeuta (y el paciente si lo desea) vea lo que se elimina y pueda aconsejar en consecuencia al paciente cómo mejorar su higiene alimentaria. Efectivamente, la observación de los deshechos permite detectar los errores alimentarios. Por ejemplo, comer demasiados productos lácteos da lugar a expulsar grandes cantidades de mucosidades. Yo me coloqué en mi lado izquierdo, la naturópata introdujo delicadamente la cánula en mi recto tras haberlo recubierto de lubrificante. Una vez introducida la cánula, me repuse cara arriba y la sesión de irrigación empezó. Duró alrededor de una hora, durante la cual la terapeuta me estuvo haciendo masajes en el estómago para ayudar a despegar la materia antigua, y mientras charlamos agradablemente. El momento más desagradable para mi fue la introducción de la cánula, el resto de la sesión fue realmente agradable: masaje en el estómago, risas y chismes. En cuanto en el estómago se formaban unas presiones, la máquina paraba automáticamente de inyectar agua. (Esto no pasa con todas las máquinas, algunos naturópatas tienen máquinas menos sofisticadas que requieren su intervención manual cuando se crea presión en el paciente).

Finalizada la primera sesión, ya me sentía liberada de ese peso que había llevado en el estómago durante tantos años: ¡qué felicidad! Pero no fue hasta la tercera sesión que mi cuerpo se liberó de gran cantidad de materias fecales. Tras la tercera sesión había perdido mi estómago, recobrado una cintura mucho más afilada y perdido varios kilos, sobre todo en el estómago y la cintura. Mi tez había recobrado su frescura y color, el fondo de mis ojos blancura, las dos grandes manchas marrones habían prácticamente desaparecido. Los lumbares ya no me dolían, ya no más presión e hinchazón en las piernas, ya no más problemas de circulación, nada de pesadillas, casi nada de aerofagia, nada de problemas digestivos, nada de sequedad de ojos, se acabó con el dolor detrás del globo ocular. Mi sueño era restaurador, había vuelto a encontrar mi ritmo natural, mi alegría de vivir y mi buen humor.

Una semana después de la tercera sesión, la naturópata me llamó para tener noticias. Yo me encontraba muy bien, pero no pude resistirme a gastarle una broma. Le dije que a pesar de las tres irrigaciones, seguía teniendo con todo un gran problema. Sorprendida, me preguntó de qué problema se trataba. Le dije entonces que en los últimos cinco años había pasado mi vida echando ventosidades y curándome y ¡y que ahora ya no sabía en qué dedicar mi tiempo! ¡Lo que desató sus risas al otro lado del cable!

Esas tres primeras curas me permitieron una mejora tan espectacular en mi parecido y en mi salud que sorprendí a varias personas de mi entorno, que me preguntaron algunas si acababa de volver de las vacaciones, otras si había hecho régimen o cirugía estética en tripa y cintura. Algunas otras observaban intrigadas mi rejuvenecimiento y me preguntaban cómo lo había hecho. Todos, hombres y mujeres se quedaban muy sorprendidos por el cambio radical de mi aspecto.

En esa época, me incomodaba hablar de esta experiencia con personas que no fueran amigos íntimos abiertos a escucharme. Entre mis amigos íntimos a los que les contaba de mis irrigaciones del colon, varios se decidieron también a ir a consultar a la naturópata que me había curado y hacer unas irrigaciones del colon. Una de mis amigas que tenía grandes problemas de peso después de años y que no llevaba más que amplias túnicas con anchos pantalones, fue transformada tras sus tres primeras irrigaciones. ¡La vi la primera vez elegante y con falda! Pero desgraciadamente, no siguió buenas costumbres alimenticias y de higiene intestinal y terminó por perder los beneficios de las irrigaciones después de un tiempo. Las irrigaciones del colon ayudan a mantener la línea y una buena salud, pero por sí solas no hacen milagros. Si no se complementan con una buena higiene de vida, el alivio es temporal, puesto que el colon y el cuerpo vuelven a sobrecargarse, con más o menos rapidez según la persona.

En lo que me concierne, durante mis cinco años de desgaste corporal, había suprimido los excitantes (café, té, bebidas alcohólicas), los platos demasiado grasos, las conservas, los alimentos congelados, las combinaciones alimenticias erróneas, seguidamente las carnes y los productos lácteos. ¡Llegué a nutrirme tal y como los sabios de India! Además, como había seguido haciendo deporte a pesar de todos mis achaques, una vez limpio gracias a las irrigaciones del colon, mi cuerpo no tardó en retomar naturalmente el camino de la salud.

De ahí que los beneficios de la irrigación durasen mucho más tiempo para mi que para mi amiga que he comentado. Pero hasta el momento no había encontrado una salud perfecta. Seguía estando frágil y fácilmente fastidiada. En ocasiones, seguía teniendo pequeñas hinchazones y pequeñas crisis de aerofagia. A veces me sentía congestionada a causa de un tránsito demasiado lento. Pero esos pequeños problemas representaban a penas un 5% de todas las molestias que había tenido que soportar antes de las irrigaciones. Y eran así mucho más fáciles de llevar. En cuanto empezaba a sentirme un poco pesada, me hacía un lavado, tomaba unos granos de lino durante algunos días y comía además verduras cocidas. En general, durante los dos o tres meses después de una irrigación, todo volvía a su ritmo rápidamente. Después de unos tres meses, las cosas se iban complicando e iba pensando en una nueva irrigación.

Voy a hacer un paréntesis en lo que respecta a los lavados y es que ninguno de los numerosos médicos a los que he consultado a lo largo de mi vida debido a los problemas de estreñimiento me los ha aconsejado. Se conforman con prescribir laxantes que tienen efectos secundarios, acentúan el déficit de la seguridad social y hacen que el intestino sea cada vez más perezoso. Los lavados no cuestan nada, son beneficiosos, alivian rápidamente, no hacen que el intestino se vuelva perezoso y no tienen efectos secundarios. Para hacer un lavado, basta comprar en la farmacia o en Internet un recipiente para lavado, una perilla o una bolsa para lavados.[5]

El recipiente para lavado, que se puede encargar fácilmente en la farmacia y cuesta poco menos de 20 USD, es un recipiente de plástico rígido que puede contener dos litros de agua. Viene incluida una manguera de alrededor de un

---

[5] Existen también bolsas para lavado en plástico flexible que son muy prácticas para viajes, pero difíciles de encontrar en farmacia. Son más fáciles de encontrar en venta en Internet. En las farmacias es más fácil encontrar peras de goma.

metro a cuyo extremo se encuentra una cánula y una llave (a menudos se suministran dos cánulas, una rectal y otra vaginal).

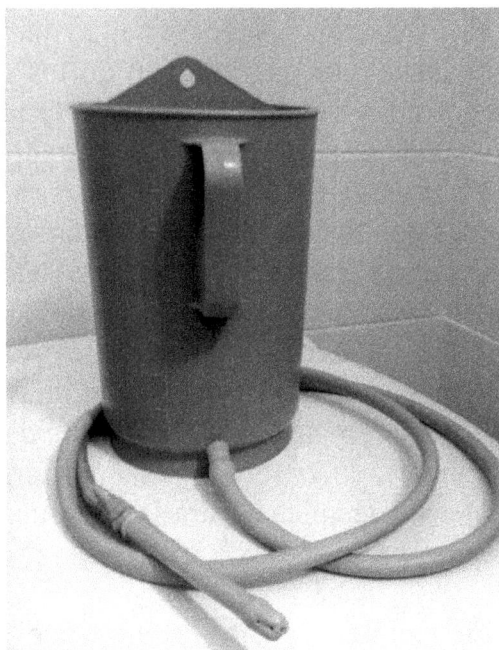

Basta hacer hervir el agua, hacer que se temple y verterla en el recipiente,[6] lubricar la cánula que se introduce en el recto, mientras se está

---

[6]Algunos añaden sal para evitar los espasmos. Otros utilizan infusiones de manzanilla u otras plantas. Otros todavía utilizan laxantes por esa vía, lo que surte el mismo efecto indeseable que los laxantes indeseables que los laxantes utilizados por vía oral.

cómodamente tumbado de espaldas, de lado o a cuatro patas en la bañera. Seguidamente dejar que el agua del recipiente pase por el colon. De ahí a unos instantes, el intestino se vacía por reflejo.

Algunos añaden sal al agua del lavado para evitar los espasmos. (Incluso sin sal, yo no he tenido nunca espasmos haciendo los lavados). Otros utilizan infusiones de manzanilla y otras plantas. Otros aún utilizan laxantes por esa vía, lo que tiene los mismos efectos indeseables que los laxantes tomados por vía oral. Los laxantes alopáticos o naturales, y otros compuestos de plantas laxantes que suponen hacer una gran limpieza intestinal no sirven de mucho. Lo he probado casi todo, ¡hasta el cloruro de magnesio que está de moda! Atraen agua al intestino provocando diarrea y desordenes importantes sin por eso limpiar eficazmente el colon. (Cuidado con los anuncios de curas de «lavados milagrosos» que de hecho son laxantes tomados por vía rectal en vez de por la habitual vía oral. Son muy caros y presentan los mismos inconvenientes que los otros laxantes. Cuidado también con los anuncios sobre todo norte americanos que pregonan productos de limpieza del colon y muestran repulsivos excrementos provenientes del intestino tras la ingestión de esos remedios milagro. De hecho, lo que sale es sencillamente el remedio transformado al contacto de la humedad y el calor, o lo mismo sucede si mezclamos un poco de producto con un poco de agua caliente. Por lo demás, en Youtube, se pueden encontrar videos que denuncian esos anuncios engañosos.)

Con ese recipiente, se puede hacer si soportamos un lavado más largo durante el que se deja que los dos litros de agua entren de una sola vez mientras se masajea el estómago. Este lavado puede realizarse tranquilamente en casa con toda intimidad y ya alivia mucho. Es fácil de hacer, gratis y no presenta los inconvenientes de los laxantes que irritan el intestino.

Con todo, un lavado no es tan eficaz como una irrigación de colon para la que se utiliza una cantidad de agua mucho más importante. Un autor americano afirma que hacen falta una docena de lavados para obtener el efecto de una irrigación de colon. Por mi parte, he observado que incluso con una docena de lavados no consigo los mismos resultados que con una buena irrigación del colon. Durante la irrigación del colon, el agua circula en gran cantidad por todo el colon al mismo tiempo que recibe masaje. Esto aumenta las posibilidades de que el paciente elimine los residuos estancados en el intestino. Tengo que añadir que la elección del terapeuta que realiza la irrigación del colon es también importante. Es importante un terapeuta de confianza para que el intestino acepte liberarse de todos los residuos. Existe también una dimensión psicológica en la depuración del colon, lo que facilita las cosas.

La ventaja de un lavado respecto a una irrigación del colon es que puede hacerse con total autonomía en casa y con muchos menos esfuerzos que con una irrigación del colon. De todas formas tengo que señalar que en lo que me respecta, las irrigaciones del colon tienen un inconveniente: son agotadoras y extenuantes. Es mejor evitarlas cuando hace frío. Aunque es cierto que algunas personas las soportan bien, personalmente después de una irrigación, duermo mucho. Se me ve la cara cansada y los ojos ojerosos durante algunos días. Después, necesito una sesión de acupuntura para hacer funcionar correctamente el plexo solar. Sin la sesión de acupuntura mi estómago se queda frío y mi plexo solar anudado. Así es que solo después de unos días de descanso y una sesión de acupuntura me siento bien otra vez y en plena forma física después de haber hecho una irrigación del colon.

Para realizar unos lavados se puede conseguir también una bolsa de lavado, más práctica en caso de viajes que el recipiente del que he hablado más arriba, pero más difícil de encontrar. Se puede encontrar en determinadas tiendas de alimentación biológica.

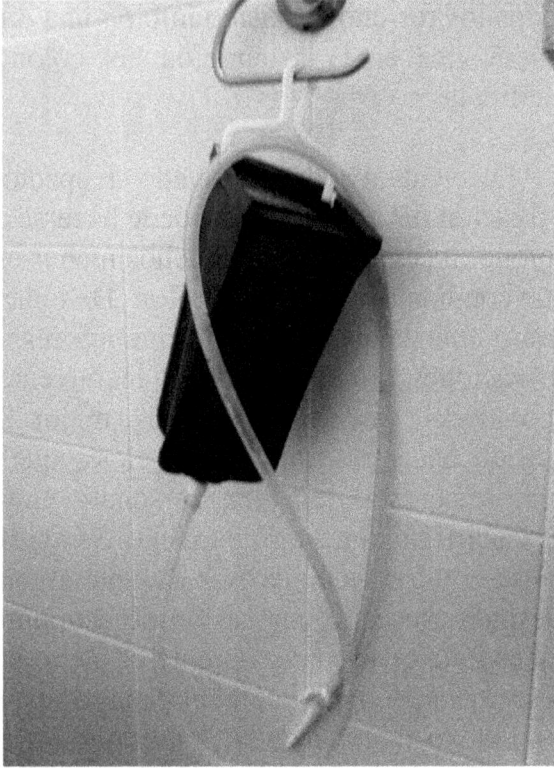

Se pueden utilizar también pipetas de lavado, que es el método menos eficaz, debido a la reducida cantidad de agua utilizada, ¡pero mucho mejor que nada!

Mis tres primeras irrigaciones del colon me sentaron muy bien, por lo que seguí haciéndolas con la misma naturópata con la que había contactado y que era muy competente y experimentada. La había hecho también con otros naturópatas debido a mis viajes, o cuando mi naturópata no estaba disponible debido a una agenda demasiado llena. Durante diez años seguí con esas irrigaciones del colon, sistemáticamente una en otoño y una en primavera, ya que cada vez eran una necesidad dada la tensión en las piernas, mi nerviosismo, mi cansancio y mis insomnios volvían a aparecer, pero aunque todo esto volvía a manifestarse, lo hacía en menor medida que antes de mis primeras tres irrigaciones del colon.

Me había convertido en dependiente de las irrigaciones del colon para mantener mi buena salud. Para tal fin, he olvidado decir que en Francia una irrigación del colon cuesta 95 euros. Esta, muy claramente no la subvenciona la Seguridad Social, aunque la practique un médico convencional. Es deplorable que el seguro de enfermedad no se haga cargo de unos gastos de prevención tan eficaces como la irrigación del colon que permiten evitar numerosas enfermedades y los subsiguientes costes médicos.

Los años fueron pasando. El mes de octubre de 2009, hice mi habitual irrigación del colon, y todo fue bien como de costumbre. Pero tras aproximadamente un año, a pesar de las irrigaciones, sentía que necesitaba una limpieza más profunda de mi cuerpo. Pensaba que tenía algo obstruido "más arriba" en el sistema digestivo encima del colon, por lo que la limpieza del colon no era suficiente.

Entonces decidí ayunar durante tres días. ¡Fue una idea excelente! Ahora entenderéis por qué.

EL AYUNO: UN MEDIO EFICAZ DE LIMPIAR DEL COLON

No había comido nada la víspera de la irrigación, y después de la cura dormí mucho tiempo. Fue fácil seguir con ese plan. Seguí un día sin comer, bebiendo sólo tisanas, para ir luego añadiendo progresivamente zumos de frutas y legumbres (biológicas) que io hacía en casa con una licuadora: sobre todo los zumos de zanahoria, de remolacha roja (cruda) y de uva. (Terminé por comprarme una licuadora).

Al principio el ayuno fue un poco problemático, me sentía débil porque acababa de hacer una irrigación del colon y todavía no había tenido mi cita de acupuntura. Pero después fue todo mucho más fácil, contrariamente a lo que había pensado, tanto que no tuve necesidad de ir a la sesión de acupuntura como había sido costumbre después de una irrigación del colon las demás veces.

Me invadió una gran calma y tuve la impresión como si un gran velo hubiera caído de mis ojos. Veía mejor, y me sentía mejor, me sentía más ligera y mucho más tranquila. Me dije entonces que puede que se debiera a la limpieza de mi hígado y a la purificación de mi sangre.

Pero, me sorprendió muchísimo que al tercer día tuve una importante eliminación de heces, a pesar de que había hecho una irrigación del colon y apenas había comido algo sólido desde entonces. Examinando la materia eliminada comprendí entonces que aun después de todas las irrigaciones del colon hechas en los últimos nueve años, a pesar de la mezcla de plantas par limpiarme aun mejor, mi intestino seguí todavía tapizado por una superficie de alrededor medio centímetro de materias fecales talmente disecadas que parecían más un molde de plástico color ámbar de mi intestino que unos excrementos, ya que siquiera tenía algún olor.

Comprendí entonces que las irrigaciones del colon me habían aliviado, pero no limpiado completamente el intestino. Me di cuenta que no podían ser tan eficaces como un ayuno y que el colon está obstruido de materias tan endurecidas y compactas que se han acumulado y depositado como sedimentos año tras año. Hacía falta un tiempo de remojo mucho más largo que la hora consagrada a la irrigación para poder desencolar esas antiguas materias compactadas, disecadas y solidificadas en las paredes abdominales desde hace tanto tiempo. Un autor americano pregona por su parte realizar 12 irrigaciones del colon en un corto periodo de tiempo y beber muchos zumos de verduras para limpiar eficazmente el colon. En mi caso, para limpiar totalmente el intestino, se habrían necesitado más de tres irrigaciones, porque días y noches de remojo así como la cooperación del intestino han sido necessarios para liberarme de todo lo que se había depositado en el tiempo en las paredes de mi colon y che había terminado por perturbar gravemente el funcionamiento de mi cuerpo.

El intestino es un ser vivo y sensible, no una vulgar tubería que para desobstruir basta agua u otro medio. No es tan evidente que se pueda volver a encontrar el bienestar intestinal cuando se intenta demasiado tarde, cuando las paredes intestinales están recubiertas por una capa compacta y adherente. En ese caso hay que tomárselo con mucha más paciencia, perseverancia y determinación. Cuando el intestino se siente agredido de una manera u otra, tiende a bloquearse. En nuestro estómago tenemos un segundo cerebro, un cerebro emocional. La práctica de un ayuno, por la calma que da, favorece la distensión y la relajación, la tranquilidad. Cuando se ayuna en buenas condiciones, es también el cuerpo, y no solo la mente, quien decide liberarse... del pasado.

Finalmente, viendo que mi cuerpo seguía liberándose, he ayunado durante siete días, a lo largo de los cuales he eliminado más materias fecales muy antiguas, muy duras y disecadas: que eran como moldes de piedra de mis paredes intestinales. Acto seguido retomé progresivamente mi alimentación normal. Incluso retomando la alimentación normal, mi cuerpo siguió eliminando durante alrededor de un mes y cada día un poco esos "moldes". Desde entonces, he ayunado más veces. He ayunado algunas veces durante 7 dias. Lo que limpia el colon sin necesitar irrigaciones. A veces, para limpiarme bien quando no puedo ayunar por 7 días, sigo haciendo irrigaciones accompañadas de sólo 3 días de ayuno. Empiezo entonces con una jornada de ayuno antes de la irrigación y sigo en ayuno el día de la irrigación y el siguiente. Gracias a esta práctica conjugada de ayuno e irrigación del colon, he encontrado por fin una gran vitalidad y soy mucho menos "frágil" que antes. Ya puedo disfrutar de las fiestas familiares, ir de vez en cuando al restaurante con los amigos sin preocuparme por mi salud y, así de simple, ¡vivir normalmente y con buena salud! ¡Pena que esto no se me haya ocurrido antes!

Finalmente, ayunar, es mucho más eficaz que cualquier otra cosa para limpiar el intestino y purificar el cuerpo y el espíritu.[7] ¡Y además es

---

[7] Hice el ayuno instintivamente siguiendo mi intuición. Después, hice investigaciones bibliográficas y he encontrado algunas referencias interesantes sobre

gratuito! Pero, no es fácil hacerlo y hace falta voluntad para hacerlo, la irrigación del colon sigue siendo un medio al alcance de todos para limpiar el colon y guardarse en salud.

A continuación los consejos del Dr. Victor Pauchet sobre el ayuno, de un extracto de su libro *El camino hacia la felicidad:* (p. 17 et 18)

AYUNO. – el ayuno es el mejor procedimiento de desintoxicación que existe.

El ayuno consiste en privarse de alimentos durante veinticuatro horas y más. De esta manera se eliminan las toxinas; el tubo digestivo descansa; el sistema vascular no se ve cargado con más trabajo debido a una nueva masa nutritiva. Todo individuo que padezca una enfermedad aguda debe ayunar. El tratamiento de la mayor parte de las enfermedades crónicas debe ir precedido por el ayuno. Cada vez que se padezca cualquier enfermedad, hay que ponerse a dieta absoluta, para dejar que el cuerpo descanse. Personalmente, tengo gran experiencia con el ayuno, puesto que lo aconsejo a todos los que

---

dichas prácticas y direcciones de centros en los que es posible practicar distintos tipos de ayunos supervisados.

voy a operar. La mayoría ayunan de dos a ocho días; viviendo los obesos[8] exclusivamente de agua o naranjas durante cuatro, seis, ocho semanas antes de la intervención quirúrgica. Durante el ayuno hay que beber; absorber tisanas calientes ligeramente azucaradas: tisanas de ciruelas, té de manzana, caldo de verdura, etc. Las bebidas calientes pueden sustituirse sin problema por frutos jugosos crudos de buena calidad, a condición de que se masquen a conciencia. La dieta no tiene por qué ser siempre tan rigurosa; puede consistir simplemente en suprimir una o dos comidos durante veinticuatro horas. En principio, NO COMA SI NO TIENE HAMBRE.

---

[8]Nota de la autora: *La fin du Martyre de l'Obèse*, d'HEMMERDINGER.

CONCLUSIÓN

Durante todos los años en que he tenido que padecer las terribles crisis de aerofagia he renegado de mi cuerpo. ¡Creía que la naturaleza estaba mal hecha! Y después, tras mi primer ayuno cambié de idea y di las gracias a mi cuerpo por haber dado la alarma con esas terribles crisis de aerofagia. Sin ellas, yo no habría podido jamás entender que mi intestino estaba congestionado, ya que mi impresión era que el tránsito era correcto. No habría hecho nada para volver a recuperar la salud. Como casi todo el mundo, habría atribuido mi malestar a la edad. Puede que para después morir de un cáncer colorectal, como tantas otras personas de nuestras sociedades civilizadas donde las antiguas prácticas de higiene intestinal caen en el olvido. Y donde casi todo el mundo cree que los laxantes son suficientes para limpiar un colon mugriento.

Queriendo podría haber seguido haciendo inútilmente unos regimenes draconianos para quedarme con el estómago plano y largas sesiones de abdominales igualmente ineficaces en las salas de los gimnasios. Cuando pienso que algunos incluso van a clínicas de cirugía estética para rehacerse un estómago plano haciéndose estirar los músculos abdominales, retirar la grasa y estirar la piel, aún teniendo su intestino lleno de suciedad, me digo que he tenido mucha suerte por haber encontrado yo misma el camino natural hacia la salud, y que es una pena que el cuerpo médico no difunda información a propósito de la higiene intestinal.

Nuestro cuerpo está vivo, tiene su inteligencia, nos habla a menudo a través de los sueños. Pero ¿quién sigue prestando atención a los sueños? Durante todos esos años yo soñaba repetidamente con pantalones demasiado estrechos, con WC y lavabos atascados, problemas para ir al servicio ya porque no había, o porque había mucha gente delante de mi. Soñaba también con retretes rotos y lavabos y bañeras que se desbordaban. Otro tema repetido en mis sueños era la proliferación angustiosa de insectos en mi casa (probablemente la proliferación de dañinas bacterias y toxinas en el intestino, ¿o puede que incluso la proliferación de células cancerígenas?). A pesar de todas esas alertas oníricas, yo no comprendía esos mensajes de mi cuerpo. Entonces, para que le entendiera mejor, ha utilizado otros métodos bien desagradables: el dolor, las enfermedades y las pesadillas.[9]

---

[9] Véase la obra de Anna Mancini, *La Signification des Rêves (El significado de los sueños),* ediciones Buenos Books International, París. Según la autora, los sueños serían un medio privilegiado por el que nuestro cuerpo

Durante todos esos años, si hubiese sabido escuchar mejor mi cuerpo y mis sueños, habría podido evitar un gran número de los malestares que he padecido y encontrar mucho más rápidamente una salud perfecta. Ir al médico y tomar pastillas no vale la pena comparado con escuchar el cuerpo y darle lo que verdaderamente pide. Atención, una alimentación sana y un estado de ánimo sano, calmo y sereno. Es en nuestro estómago donde se encuentra nuestro plexo solar, un centro nervioso y emocional tan importante que algunos lo han denominado el segundo cerebro.

Las molestias del sistema digestivo y su ensuciarse progresivo pueden suceder también a personas que mantienen un régimen alimentario equilibrado y casi perfecto, y que tienen la impresión de que cada día las heces son normales y liberadoras. Pueden comerse almuerzos ligeros, sanos y equilibrados compuestos de productos biológicos, y sin embargo no digerirlos correctamente porque el plexo solar está anudado. Están bloqueados en el estómago, porque el estómago está frío en vez de caliente.

---

se comunica con nosotros. Siguiendo los consejos de la autora, es posible mejorar nuestra comunicación con nuestro cuerpo para tratar mejor nuestra salud.

El plexo solar se anuda fácilmente: una mala noticia, una contrariedad, un chapuzón en la piscina demasiado fría y ahí que el estómago se enfría y anuda durante un tiempo. La energía ya no circula correctamente. La sabiduría dice que en ese caso hay que dejar de comer. Desafortunadamente, a menudo no nos damos verdaderamente cuenta de que el plexo solar está anudado; a causa de eso solamente notamos una sensación de agotamiento o de depresión, de malestar. Y, en vez de poner en reposo nuestro sistema digestivo y hacer lo necesario para volver a hacer circular correctamente la energía en el plexo solar, nos lanzamos a por dulces, chocolates u otras golosinas para llenar nuestro vacío, de energía. Peor todavía, algunos caen en la trampa de drogas y excitantes. En lo sucesivo, en caso de gran choque que me anude el plexo solar, voy a hacer acupuntura antes de que la situación empeore. Me pongo a dieta y me hago un lavado si es necesario. Y sobretodo, me cambio las ideas.

El estrés y los sentimientos negativos aceleran la congestión natural del intestino, que a su vez, una vez obstruido aumenta el estrés, la negatividad, el desánimo, la fatiga y la depresión. Es el engranaje. Una vez intoxicados por la congestión del intestino, es muy difícil salir de la negatividad generada por el malestar de un cuerpo que está enfermo y que no puede más. Es mejor evitar la obstrucción progresiva practicando el ayuno y los lavados a título preventivo.

¡La salud vale más que todo el oro del mundo! Qué diferencia en mi vida entre la época en la que me arrastraba lamentablemente y tenía que ser mi propio "coach" mental para hacer el mínimo esfuerzo. Me levantaba cansada y todo lo que tenía que hacer me parecía una montaña. En el presente, me despierto casi siempre de buen humor y llena de fuerzas para el día, como durante mi infancia.

Cuando la salud intestinal es buena, se tiene energía y no hace falta ser "coach" o motivarse para hacer un esfuerzo mínimo. Cuando el intestino está en orden y el plexo solar también, se trabaja con más gusto y brío. Tiene uno ganas de ser más activo, creativo y emprendedor. Además, sentimos el espíritu mucho más despejado, mientras que cuando el intestino está obstruido nuestro espíritu está como empantanado y con la sensación de que no conseguimos avanzar en nuestra vida, de tener trabas, de no poder hacer todo lo que nos gustaría en un día. Nos volvemos lentos, desmotivados y perezosos.

Cuando pienso en toda esa gente con el estómago hinchado que va a Lourdes esperando un milagro, me digo que para empezar deberían ponerse en las mejores condiciones posibles limpiando el intestino haciendo ayuno y lavados o irrigaciones del colon para obtener una curación. En las antiguas civilizaciones, los enfermos tenían que purificarse y ayunar antes de poder entrar en los santuarios. Tenían por consiguiente muchas más posibilidades de curarse que los modernos peregrinos que probablemente rezan mucho más, leen libros, miran películas sobre las curaciones milagrosas, pero que finalmente no hacen lo esencial para no caer enfermos: dejar de comer durante algunos días, beber agua pura y hacerse algunos lavados y, por qué no ¡con el agua del santuario!

En mi infancia, observé que mi gato cuando no se encontraba bien, se metía en su cuna hecho una bola, dormía y dejaba de comer. Se purgaba así comiendo una hierba que luego escupía. Cuando le veía actuar así, me inquietaba porque pensaba que estaba muy enfermo porque parecía que vomitaba. Ahora entiendo que mi gato se hacía una pequeña limpieza, de hecho algunos días después estaba en plena forma y con el pelo reluciente.

Tras el primer ayuno he tomado conciencia de que el cuerpo humano no está hecho para que se le alimente cada día, tres veces al día (o más). Al contrario, ha sido concebido para que pueda sobrevivir en caso de que la naturaleza hiciera que la nutrición faltara. Me he concienciado también de que no sirve de mucho gastar en la mejor comida del mundo si nuestro sistema digestivo no está preparado para digerirla.

Termino aquí mi testimonio esperando de todo corazón que pueda ayudar a muchas personas a retomar las prácticas ancestrales de higiene corporal y a vivir mejor y más tiempo en un cuerpo limpio, bonito y mucho más cómodo.

BIBLIOGRAFÍA E INFORMACIONES ÚTILES

Libros sobre higiene intestinal:
En francés:
Hygiène intestinale Irrigation du côlon,
    Association Axiomes

Écosystème intestinal & Santé optimale, Docteur G.
MOUTON

Hygiène intestinale: Retrouvez la santé avec un côlon
dépollué, Dr. Christian Tal Schaller

La Santé par l'hygiène intestinale, Dr. Monnier

Les 5 clés de la revitalisation de l'organisme, Désiré
Mérien

En ingles:
Côlon Health, The Key to a Vibrant Life, Dr. Norman
W. Walker's

En español
Sobre cómo podemos utilizar nuestros sueños para
poder comunicarnos mejor con nuestro cuerpo y
gestionar mejor nuestra salud:

El Significado de los Sueños, Anna Mancini,
Ediciones Buenos Books America

Baños termales Plombières les Bains, Francia, para el aparato digestivos, práctica entre otras curas las duchas intestinales con agua termal: http://www.plombieres-les-bains.com/

A PROPOSITO DE LA
TRADUCTORA

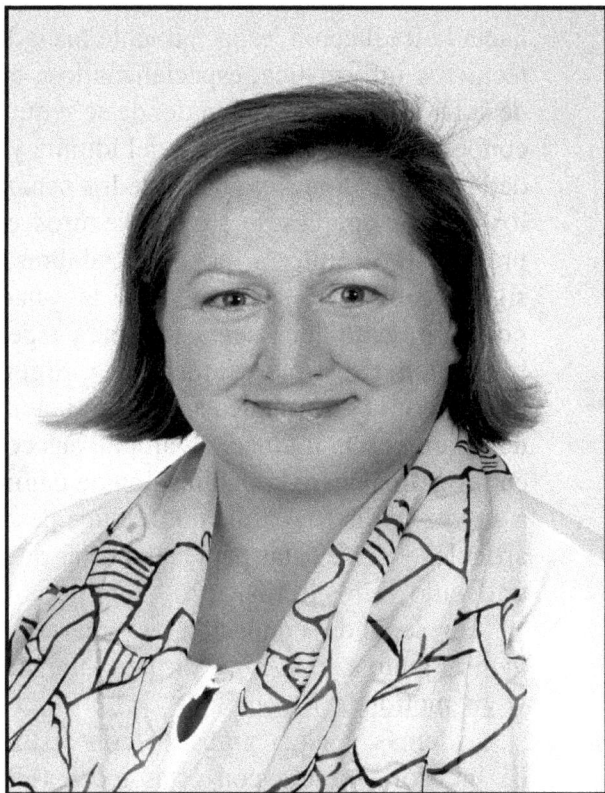

Silvana Savini nació en México y ha vivido gran parte de su vida en España, haciendo viajes frecuentes a varios países del mundo, residiendo largas temporadas en Inglaterra e Italia. Actualmente vive entre Suiza y España. Su interés por las culturas extranjeras y los idiomas desde temprana edad la empujó a estudiar lengua y literatura española e inglesa, licenciándose en ambas "Cum Laude".

Durante la carrera, cursó durante dos años la asignatura entonces precoz de "Lingüística computerizada" que la fascinó. Así, nada más terminar la carrera se orientó hacia la traducción, especialmente hacia la traducción técnica e informática, especializándose en traducción de software o localización donde se requiere un fuerte conocimiento de los matices del idioma y sensibilidad de las orientaciones y gustos de los usuarios para que los futuros clientes se sientan seguros con el nuevo producto. Su interés por las palabras, sus varios significados y sus juegos la hace estudiar posteriormente documentación, para especializarse en indización, descriptores, meta-data. Siguiendo con su interés por la informática aplicada a la lengua, además de seguir con la traducción, amplió sus conocimientos en programas para la publicación de páginas web, que a su vez traduce. Asimismo, traduce desde hace años artículos y entrevistas para las revistas de sociedad. Ha traducido varios libros.

Su segunda ocupación es crear obras en *stop-motion* junto a su socio y partner Andreas Weber para www.motiondraw.com

Además, realiza grabados con distintos métodos de incisión, pintura con otras técnicas, y obras con otros materiales tipo madera, barro, textil, etc.

Sus pasatiempos favoritos son: viajar para conocer otras gentes y costumbres, ver exposiciones de arte con su pareja, jugar y practicar *agility* con su perrita Max, amigos, lectura, cine.

Laure Goldbright ha escrito también:

Sitio de Laure Goldbright:
http://lauregoldbright.buenosbooks.fr

Menopause Free Of Suffering, A Testimonial
Menopause is Not a Disease! Hot flashes, Low Mood,
Weight gains, and Other Menopausal Symptoms Can
Be Avoided

Vegetarian and Organic Paris (out of stock, Free
e-book on Google Play)

Gare à Vous les Virus !

*10 ans d'études, 20 ans de chômage, c'est ça la
vraie France*

Les Parisiens au Boulot, LOL !

*Bienvenue à Tous au Concours du Centre
National de la Recherche Scientifique*

**Otros libros en Espanol publicados
por Buenos Books:
www.buenosbooks.us**

ISBN: 978-1-932848-67-0
Sus Suenos
Pueden Salvarle la Vida

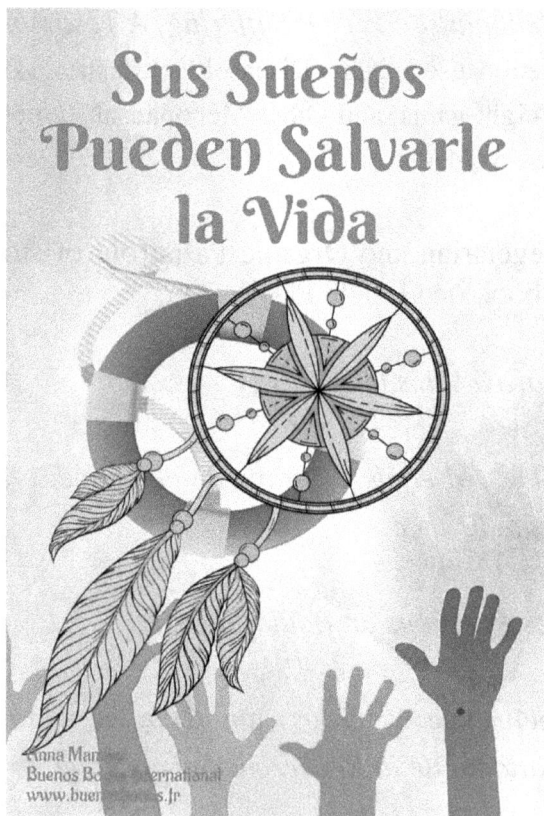

Como y por que los suenos nos alertan de todos los peligros: terremotos, maremotos, tornados, tormentas, deslizamiento de tierra, accidentes de avion, agresiones, atentados, robos, etc.
Anna Mancini

Aunque percibimos naturalmente a través de nuestro cuerpo y nuestro subconsciente todos los peligros de nuestro entorno, ya no sabemos utilizar esas percepciones para asegurar nuestra seguridad personal. Los animales, ellos, aun saben hacerlo y esto les permite ser alertados y huir antes de que se desencadenen las catástrofes naturales.

Sin embargo, aprendiendo a servirse de sus sueños, el ser humano puede sobrepasar a los animales en ese campo.

Fruto de más de 20 años de investigaciones, este libro explica un método accesible para todos que permite reconstruir los puentes entre el cuerpo, el consciente y el subconsciente para obtener más informaciones sobre los peligros de nuestro entorno. Una vez restablecido el diálogo con su subconsciente y su cuerpo, el ser humano se muestra de hecho muy superior a los animales y a todas las tecnologías existentes para sentir venir todo tipo de peligros, ya sean de origen natural, humano o tecnológico.

Utilizando la técnica que se explica en este libro, usted podrá aprender a «recuperar» las informaciones importantes para su seguridad y la de sus allegados que están a su disposición cuando usted está en estado de sueño. De esta manera, usted también será capaz por ejemplo :

- de evitar una muerte accidental huyendo antes del desencadenamiento de una catástrofe natural: terremoto, erupción volcánica, desplazamiento de tierra, diluvio, tormenta, maremotos, avalancha, tornado, etc.;
- hacer fracasar a agresores, terroristas, ladrones, violadores o secuestradores en sus proyectos;
- de saber, antes de partir en viaje, por ejemplo en avión o en barco, si va a llegar sano y salvo a destino o si es mejor renunciar a su viaje a causa de un atentado, de un naufragio, de un accidente o de un desastre natural...;
- de sentir aun otras trampas y peligros y evitarlos.
- usted podrá también, para los más dotados entre ustedes, desarrollar una sensibilidad mayor y una mayor intuición directamente en estado de vigilia, lo que le permitirá reaccionar aún más eficazmente a los peligros de su entorno.
- usted aprenderá también a no angustiarse inútilmente cuando tenga simples pesadillas porque habrá aprendido a detectar lo que provocan en usted y sabrá de esta manera distinguirlas de los verdaderos sueños de alerta de catástrofes naturales, de atentados, de robos, de incidentes de centrales nucleares, etc.

El significado de los sueños
Anna Mancini
ISBN: 9781932848557

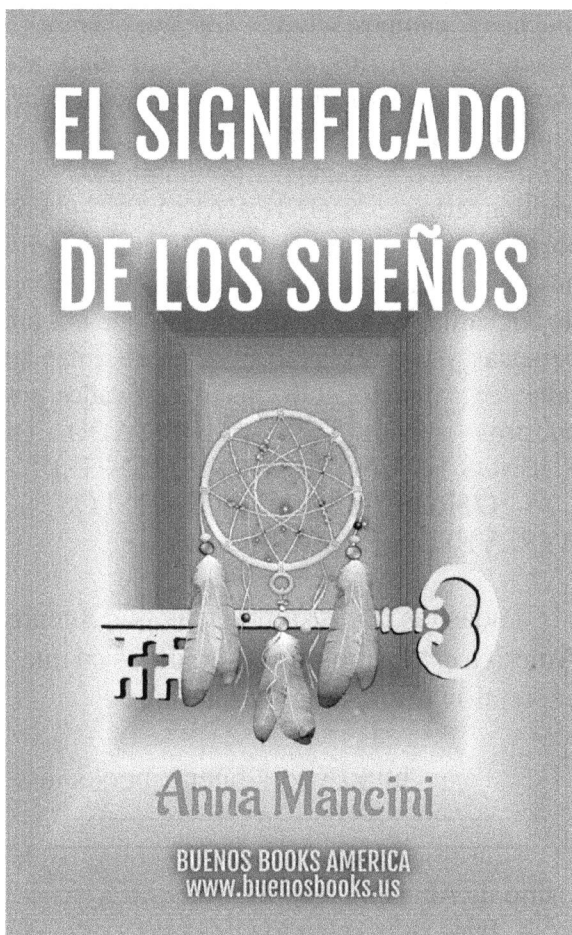

Este libro enseña un método único, moderno,
natural y fácil para entender el significado especifico

73

de tus sueños y sacar partido de los mismos para mejorar tu vida. Este libro explica cómo comprender de modo preciso el significado de los sueños; -cómo sacar partido de los sueños para mejorar la vida en muchos campos(salud, trabajo, amor, dinero, relaciones con los demás, creatividad artística o científica y desarrollo personal); cómo desarrollar capacidades paranormales de modo natural; porqué ocurren los sueños premonitorios y cómo multiplicarlos El SIGNIFICADO DE LOS SUEÑOS abre a todos la puerta de la inteligencia interna, la que nos guía en la vida como si fuera nuestro propio ángel de la guarda. Es esa inteligencia la que nos atrae hacia personas y lugares, pero a veces no entendemos por falta de conocimiento del significado preciso de nuestros sueños. El SIGNIFICADO DE LOS SUEÑOS ES UN LIBRO DIFERENTE DE TODOS LOS OTROS LIBROS SOBRE LOS SUEÑOS, ATRÉVETE A DESCUBRIRLO!

Todas las obras publicadas por Buenos Books America están también disponibles en nuestro sitio en versión impresa y/o numérica:

http://www.buenosbooks .us

Nuestros libros pueden encontrarse también en el sitio de Amazon, Apple iBookstore y en el sitio de Fnac en la categoría de obras extranjeras.
Los audiolibros estan disponibles en Spotify y otros sitios.

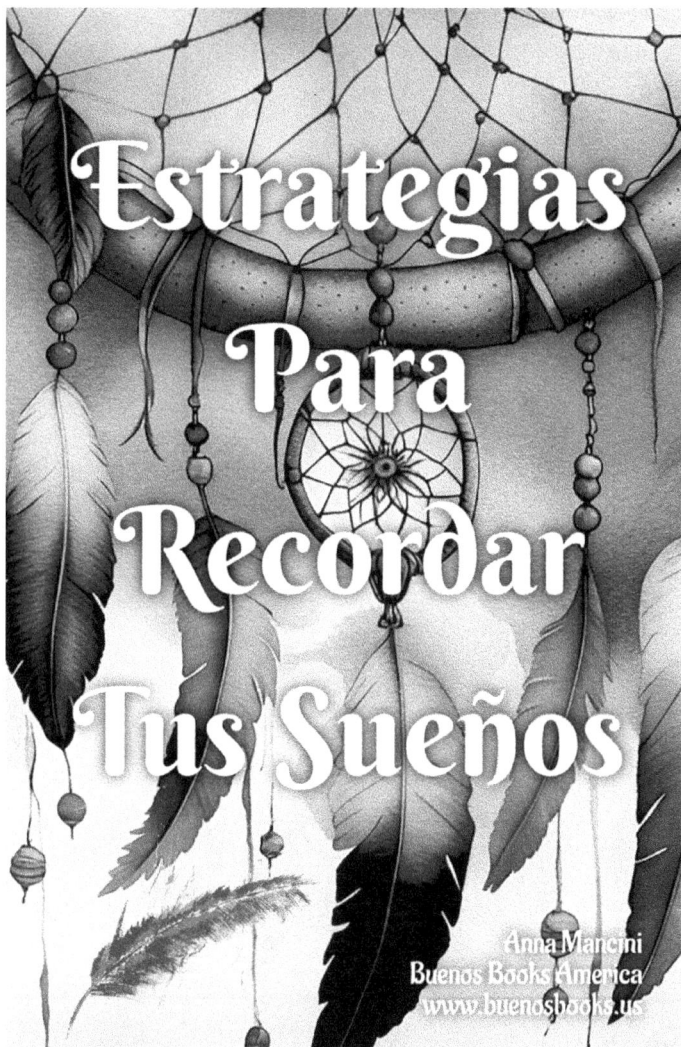

Estrategias Para Recordar Tus Sueños

Anna Mancini
Buenos Books America
www.buenosbooks.us